RECOMENDACIONES
PARA EL MANEJO DEL RIESGO CARDIOVASCULAR EN PACIENTES CON ARTRITIS REUMATOIDE.

Dr. Carlos Guillén Astete, Dra. Cristina Redondo Romero,
Dra. Alina Boteanu, Dr. Juan Fernando Borja Serrati,
Dra. Carmen Medina Quiñones, Dr. Antonio Zea Mendoza.

Publicado por: Internet Medical Publishing

Título Original de la Obra:	Recomendaciones para el manejo del riesgo cardiovascular en pacientes con artritis reumatoide
Autor:	Dr. Carlos Guillén Astete
ISBN 13:	978-1499317404
ISBN 10:	1499317409
Diseño interiores y portada:	Elizabeth Log design@imedpub.com
Versión editada por:	**Internet Medical Publishing** info@imedpub.com http://imedpub.com/
Primera Edición	**2014**

Recomendaciones para el manejo del riesgo cardiovascular en pacientes con artritis reumatoide

Dr. Carlos Guillén Astete, Dra. Cristina Redondo Romero, Dra. Alina Boteanu, Dr. Juan Fernando Borja Serrati, Dra. Carmen Medina Quiñones Dr. Antonio Zea Mendoza

Servicio de Reumatología
Hospital Universitario Ramón y Cajal Madrid.
España

Correspondencia:

cguillen.hrc@salud.madrid.org

Resumen

La artritis reumatoide (AR) es una enfermedad autoinmune conocida fundamentalmente por su afectación a nivel articular. Sin embargo, se trata de un proceso sistémico con capacidad de afectar muchos otros órganos. Actualmente, el impacto que tiene la AR sobre el riesgo cardiovascular (RCV) ha sido demostrado en múltiples estudios, tanto clínicos como básicos. La más reciente compilación de recomendaciones para el manejo del RCV en pacientes con AR fue publicada en 2010 con bibliografía publicada hasta 2008. El propósito de la presente guía es, en base a los trabajos más recientes, enumerar los efectos que tiene la AR sobre el sistema cardiovascular, la repercusión que tienen los tratamientos de la AR en los factores de riesgo cardiovascular (FRCV) tradicionales y diseñar unas recomendaciones para la vigilancia y manejo de dichos procesos en los pacientes con AR.

Abstract

Rheumatoid arthritis (RA) is an autoimmune disease primarily known for its joint involvement. However, it is a systemic disease which may potentially affect many other organs. Currently, the impact of RA on cardiovascular risk (CVR) has been demonstrated in multiple studies, both clinical and basic. The purpose of this guide is to enumerate the effects of RA on the cardiovascular system, the impact that RA treatments have on traditional cardiovascular risk factors (CVRF) and to design recommendations for the monitoring and management of such processes on RA patients.

Introducción

La artritis reumatoide (AR) es una enfermedad autoinmune que se manifiesta fundamentalmente a nivel articular pero cuya fisiopatología se basa en un proceso de inflamación sistémica que se aprecia en distinta medida en todos los pacientes. Uno de los aspectos que mayor interés está provocando en la actualidad es el impacto que tiene este proceso inflamatorio en el incremento del riesgo cardiovascular (RCV) y las medidas que deberían seguir los reumatólogos durante el seguimiento de estos pacientes.

Si bien la demostración de este incremento de riesgo se ha hecho en múltiples estudios con pacientes con AR y en menor medida en lupus eritematoso sistémico (LES), existe evidencia fehaciente de que el incremento del RCV no es exclusivo de estas patologías. Han sido identificadas alteraciones del perfil lipídico, hipersensibilidad a la insulina y otros factores metabólicos de riesgo cardiovascular en pacientes con espondilitis anquilosante (EA) y artritis psoriásica (APso) y por otro lado se han observado alteraciones morfológicas a nivel vascular que sostienen la hipótesis de que pacientes con dichas enfermedades presentan además aterosclerosis acelerada [1].

Si bien es cierto que en las últimas 3 décadas se han producido grandes progresos en el control de los síntomas y de la progresión de la AR, llama la atención que la supervivencia no se haya modificado de forma significativa y que el principal causante de mortalidad sea la patología cardiovascular [2-4].

La iniciativa internacional más importante para organizar la información disponible con relación al RCV es la que llevó a cabo la Liga Europea contra el Reumatismo (EULAR) y que publicó en 2010 con referencias obtenidas hasta el año 2008 [5]. La presente revisión tiene por fin incorporar los datos disponibles desde entonces hasta la actualidad y elaborar una propuesta de actitudes a seguir con los pacientes con AR en relación con su RCV.

La valoración del riesgo cardiovascular en pacientes con AR es una práctica que se ha demostrado factible pero laboriosa. Su realización durante la consulta habitual no parece ser la regla habitual [6] y su vigilancia es una práctica que parece más habitual entre médicos de atención primaria que entre reumatólogos y entre la población general o pacientes con diabetes más que entre pacientes con AR [7]. En un estudio en el que se tomó como referencia las guías del Panel de Tratamiento del Adulto del Programa Nacional de Educación sobre el Colesterol en pacientes con AR de los Estados Unidos, se observó que menos del 30% de pacientes con AR iniciaron tratamiento con hipolipemiantes pese a cumplir criterios de indicación de dicho tratamiento [8].

Metodología

La presente compilación parte de la base de las recomendaciones para el manejo del riesgo cardiovascular publicadas por la Liga Europea contra el Reumatismo (EULAR) en 2010 y que incluía bibliografía publicada hasta el 2008 [5]. Para la confección de estas recomendaciones se realizó una búsqueda bibliográfica en MedLine vía PubMed (desde 2009 hasta agosto 2013). La búsqueda incluyó el término MeSH "Rheumatoid Arthritis" y los términos alusivos al riesgo cardiovascular o a los factores de riesgo cardiovascular (FRCV) clásicos así como el término MeSH "cardiovascular disease". Además se realizó una búsqueda en Embase vía Ovid con los mismos términos de búsqueda. La cifra total de artículos obtenidos fue de 430. Una vez retirados los reportes de casos, la cifra final de artículos incluidos fue 75. En ausencia de ensayos clínicos con diseños metodológicos dirigidos primariamente al tema de la búsqueda se incluyeron ensayos con objetivos secundarios relacionados con el riesgo cardiovascular, estudios post hoc así como estudios prospectivos no aleatorizados y retrospectivos. La **Tabla 1** y **2** muestran el sistema de clasificación de los niveles de evidencia científica (NDE) y grados de recomendación (GDR) utilizados para la elaboración de estas recomendaciones [9].

El público objetivo de estas recomendaciones es el personal sanitario especializado en Reumatología, Medicina Interna y Atención Primaria que estén al cuidado de pacientes con AR. El ámbito de estas recomendaciones son los pacientes con AR en cualquier estadio de la enfermedad. No se ha incluido la opinión de pacientes en la confección de las presentes recomendaciones.

Tabla 1. Niveles de evidencia científica (NDE).

Nivel	Tipo de estudio
1 A	Metaanálisis de ensayos aleatorizados y controlados.
1 B	Al menos un ensayo aleatorizado y controlado.
2 A	Al menos un estudio controlado no aleatorizado.
2 B	Al menos un estudio cuasi-experimental.
3	Estudios descriptivos, como estudios comparativos, estudios de correlación o estudios de caso control.
4	Reportes de comités de expertos, de la experiencia clínica de especialistas *Seniors*.

Tabla 2. Grados de Recomendación (GDR).

Grado de Recomendación	Significado
A	Extremadamente recomendable (buena evidencia de que la medida es eficaz y los beneficios superan a los perjuicios ampliamente).
B	Recomendable (al menos moderada evidencia de que la medida es eficaz y los beneficios superan a los perjuicios).
C	No recomendable ni desaconsejable (al menos moderada evidencia de que la medida es eficaz, pero los beneficios son muy similares a los perjuicios y no puede justificarse una recomendación general).
D	Desaconsejable (al menos moderada evidencia de que la medida es ineficaz o de que los perjuicios superan a los beneficios).
I	Evidencia insuficiente, de mala calidad o contradictoria, y el balance entre beneficios y perjuicios no puede ser determinado.

Epidemiología y factores de riesgo

¿Cuál es la población sobre la que debemos realizar una valoración del riesgo cardiovascular?

Sin considerar la edad, las comorbilidades, ni el sexo, se ha estimado que el incremento de riesgo de muerte por cualquier enfermedad cardiovascular (ECV) en pacientes con AR respecto de la población general es de un 50 a 60% [10-11]. Por otro lado, la reducción de esperanza de vida en pacientes con AR se ha estimado en 5 a 10 años [12]. Teniendo en cuenta la edad y el sexo, se ha demostrado un incremento significativo del riesgo de desarrollar insuficiencia cardiaca e isquemia coronaria en pacientes con AR respecto de sus pares sin la enfermedad [13]. También se ha demostrado un incremento del riesgo de desarrollar una enfermedad cardiovascular prematura cuya magnitud depende del estrato geográfico, siendo 12% en zonas urbanas y 7% en zonas rurales

[12]. Si nos circunscribimos sólo a pacientes con diagnóstico reciente de AR, la prevalencia de eventos cardiovasculares mayores es relativamente baja: en el primer año alcanza un 0.64% y al décimo 9.4%. El riesgo de muerte durante el primer año se estima en 0.48% y al décimo en 8.16% [14].

En un estudio de casos y controles en autopsias de pacientes con y sin AR se determinó una prevalencia incrementada de infarto cerebral (28% contra 14%), amiloidosis cardiaca (28% contra 14%) e infarto miocárdico (IM) (41% contra 26%). En el mismo trabajo se observó que, en vida, los pacientes con insuficiencia cardiaca y AR presentaron una velocidad de sedimentación globular (VSG) más alta que aquellos sin AR [15].

En un estudio prospectivo sobre la base de más de 1000 pacientes con diagnóstico de AR se determinó que a mayor nivel educativo la proporción de eventos cardiovasculares mayores es menor, aunque esta relación ya estaba establecida en pacientes sin AR por lo que podría explicarse por otras variables no vinculadas al proceso inflamatorio sistémico [16].
La incidencia de IM en pacientes hospitalizados fue de 40 eventos por cada 10000 pacientes/año en pacientes con AR frente a 46 en pacientes sin AR (HR 1.09 IC 95%: 0.71-1.68, $p<0.05$) y por otro lado la incidencia de muerte súbita fue de 31 eventos por cada 10000 pacientes/año en pacientes con AR frente a 18 en pacientes sin AR (HR 1.94 IC 95%: 1.06-3.55, $p<0.05$) [17].

La prevalencia de síndrome metabólico es mayor en pacientes con AR que en la población general y la probabilidad de desarrollarlo se incrementa con el tiempo de enfermedad [18, 19]. A su vez, el síndrome metabólico se correlaciona con el desarrollo de aterosclerosis subclínica [18]. Este incremento en la prevalencia no se ha demostrado en todas las etnias por igual, incluso cuando se ha podido documentar un incremento significativo de la resistencia periférica a la insulina, lo cual sugiere que otros factores genéticos podrían ejercer un efecto protector [20].

El riesgo de sufrir una trombosis venosa profunda (TVP) o un embolismo pulmonar (EP) se encuentra significativamente incrementado en pacientes con AR. El riesgo relativo de desarrollar una TVP se ha estimado en 2.20 (IC 95% 1.78-2.71, p<0.01) y el de EP en 2.23 (IC 95% 1.75-2.86, p<0.05) [11]. Si bien otros estudios han ratificado el incremento de riesgo de TVP, este disminuye una vez realizado el ajuste con los factores de riesgo tradicionales de trombosis venosa [21]. No está del todo demostrado que la inflamación vascular sea el único fenómeno que sustente el incremento de riesgo de trombosis. Si bien se ha demostrado en modelos de aterosclerosis que los anticuerpos antifosfolípido juegan un rol relevante, no existe evidencia clara de la existencia de aterosclerosis prematura en pacientes con síndrome antifosfolípido [22]. Los eventos isquémicos que se observan en el síndrome antifosfolípido están más probablemente relacionados con un estado protrombótico antes que debido a una aterosclerosis prematura y ello podría extrapolarse a la AR tanto por la presencia de citoquinas con efectos protrombóticos así como por el potencial efecto de ciertos anti inflamatorios no esteroideos en el mismo sentido [21. 23-25].

El RCV en la AR es comparable al riesgo que produce la diabetes mellitus (DM) tipo 2 [26]. Se ha demostrado que pacientes con AR pueden presentar fenómenos isquémicos miocárdicos subclínicos similares a los descritos en pacientes con DM pero con una menor prevalencia de enfermedad coronaria obstructiva, lo cual sugiere un daño a nivel microvascular de la actividad inflamatoria asociada a la AR a nivel [27]. Si bien la asociación entre la AR y el incremento del RCV está demostrada, esta es menos intensa que la que se ha demostrado en el lupus eritematoso sistémico (LES) [26, 28].

Los factores de riesgo no tradicionales que se han identificado en pacientes con AR y que se asocian a un incremento del riesgo de desarrollar una ECV son: la actividad de la enfermedad en términos de reactantes de fase aguda y afectación articular, la exposición a corticoides exógenos, la positividad del factor reumatoide, un mayor tiempo de enfermedad y el uso de ciertos antiinflamatorios no esteroideos [5, 10, 13, 15, 22, 23, 29].

En un estudio finlandés sobre comorbilidades en pacientes con AR, se determinó que al momento del diagnóstico, 1 de cada 5 pacientes presentaba al menos una comorbilidad, sin embargo, a los 15 años de seguimiento, el 60% de los pacientes tenía al menos una comorbilidad. La comorbilidad más frecuente fue hipertensión arterial (30%), evento cerebrovascular isquémico (14%) y enfermedades neoplásicas (11%). El *disease activity score* 28 (DAS28) de los pacientes con más de dos comorbilidades fue significativamente mayor que el de los pacientes con una o dos comorbilidades y que el de los que no tuvieron ninguna comorbilidad a los 15 años. Esto sustenta la hipótesis de que la actividad de la enfermedad y el riesgo cardiovascular están asociados en estos pacientes [30].

El incremento de riesgo de desarrollar una ECV no es exclusivo de la AR. La aterosclerosis prematura se observa en la práctica totalidad de las enfermedades reumáticas autoinmunes con excepción de la esclerosis sistémica en la que su aparición es muy inconstante [22]. En un estudio epidemiológico con alrededor de 16000 sujetos mayores de 40 años, realizado entre 1999 y 2008 en los Estados Unidos, se determinó que la prevalencia de enfermedades reumatológicas con afectación articular es de 33.5%. En este grupo, un 35.3% tenía artrosis. En general, los sujetos con artrosis presentaron una asociación de riesgo incrementado con el diagnóstico de una ECV 1.5 veces mayor que la población sin artrosis [29].

En un estudio para comparar la prevalencia de enfermedad coronaria (EC) e hipertensión arterial entre pacientes con AR y sin AR, basado en una cohorte de más de 7200 pacientes se determinó que el riesgo de padecer de EC al momento del diagnóstico de AR fue de 1.10 (IC 95%: 1.01-1.20, p<0.05). Este riesgo se incrementó conforme la edad del inicio de los síntomas fue menor. El incremento de riesgo de padecer EC o hipertensión arterial al momento del diagnóstico ajustado por la edad fue significativamente mayor en pacientes con factor reumatoide negativo y del orden de 1.10 y 1.15 respectivamente [31].

El riesgo cardiovascular se ha asociado a niveles elevados de anticuerpos contra proteínas citrulinadas en pacientes con AR. La citrulinización es parte de muchos procesos inflamatorios crónicos. A través de un estudio prospectivo se determinó que el riesgo de padecer un ECV mayor es de alrededor de 4 veces más alto en pacientes con anticuerpos anti-péptidos cíclicos citrulinados presentes respecto del resto de la población de la misma edad y sexo. Este incremento del riesgo se mantuvo elevado incluso al ajustar los resultados en función de los FRCV como el tabaquismo [32].

El riesgo de padecer una ECV parece estar influenciado por la etnia [20, 33]. Un metaanálisis que incluyó 16 artículos latinoamericanos determinó que la prevalencia de ECV en pacientes diagnosticados de AR fue de 35.3%. Los FRCV no tradicionales identificados en esta población fueron: la presencia de alelos compartidos del epítopo HLA-DRB1, la presencia de factor reumatoide (FR), prolongada duración de la enfermedad, uso de esteroides y factores trombogénicos [33].

Un estudio demostró que la prevalencia de calcificaciones aórticas abdominales detectadas durante la realización de absorciometría de rayos X de energía dual fue de 35%. La presencia de estas calcificaciones estuvo asociada de forma significativa con una mayor duración y una mayor actividad de la enfermedad [34].

No se ha demostrado un incremento del riesgo de desarrollar fibrilación auricular en pacientes con AR [35]. Por otro lado, el diagnóstico de AR no parece influenciar el resultado operatorio de cirugías cardiacas mayores, como la reparación valvular mitral, teniendo la misma tasa de complicaciones y de éxito que en la población libre de la enfermedad [36].

Recomendación

• *La valoración del riesgo cardiovascular debe realizarse en todos los pacientes diagnosticados de AR, de cualquier edad, etnia y sexo, independientemente de tener o no factor reumatoide positivo. Debe prestarse especial atención en aquellos pacientes con síntomas de aparición más temprana, mayor duración de la enfermedad, con anticuerpos anti-péptidos citrulinados, usuarios de esteroides, cifras de reactantes de fase aguda más elevadas y portadores del alelo HLA-DBR1. GDR B NDE 2B.*

Fisiopatología

¿Qué consideraciones se deben tener presentes durante la valoración de un paciente con AR en relación al RCV?

Existe consenso en que el condicionante del incremento de riesgo radica en el carácter sistémico de la inflamación que se produce en la AR y en que urge controlar este aspecto tanto como las propias manifestaciones articulares de la enfermedad [13, 15, 18, 22, 33, 37, 38].

La aterosclerosis es considerada la enfermedad inflamatoria que tiene el mayor grado de asociación con la ECV. Su carácter inflamatorio se sustenta en la presencia de células inmunes en las lesiones ateroscleróticas a nivel de la capa íntima de las arterias. Muchas de estas células, macrófagos, monocitos, células

T, mastocitos e incluso células B, se encuentran activadas y produciendo citoquinas proinflamatorias [24, 28]. La aterosclerosis por sí misma no se considera la única causa de ECV, aunque el estrechamiento de la luz del vaso juega un rol importante. Los factores más importantes son las complicaciones derivadas de la ruptura de la placa ateromatosa, ya que son el origen de la aterotrombosis que, a su vez, explica el ictus y el infarto miocárdico [24]. Se puede afirmar que la AR, por distintos mecanismos y en medidas no suficientemente bien ponderadas, contribuyen al desarrollo de la aterosclerosis.

Los FRCV se pueden clasificar en tres grupos: los genéticos, los relacionados a la AR y los clásicos. Los límites que marcan la separación entre estos grupos son difíciles de trazar, sin embargo, su estratificación es útil al momento de establecer lineamientos del cuidado de los pacientes. Los FRCV clásicos no pueden, por si solos, explicar el incremento de la prevalencia de ECV en los pacientes con AR por lo que se estima que mecanismos autoinmunes están relacionados con fenómenos que propician este incremento. Estos nuevos factores de riesgo vinculados a la autoinmunidad tienen un peso comparable al de los factores de riesgo tradicionales. Los marcadores de actividad inflamatoria relacionados con el incremento de RCV deben ser considerados al momento de elaborar políticas de manejo del paciente con AR [37].

El riesgo de desarrollar una ECV debe entenderse como el resultado de la interacción entre los factores de riesgo tradicionales y aquellos asociados al estado de inflamación sistémica [6, 22, 37-40]. El efecto particular que tiene la inflamación sobre los vasos podría jugar un rol fundamental en el desarrollo de la ECV [22].

Los factores tradicionales que podrían influir en el riesgo cardiovascular son la cuantía y el tipo de lipoproteínas, la hipertensión arterial, la resistencia a la insulina, la obesidad, la presencia de plaquetas adheridas a complemento C4d, el tabaquismo, la cuantía y la funcionalidad de células endoteliales, depresión, hiperuricemia, hipotiroidismo, apnea del sueño y los niveles de vitamina D [22].

Entre las causas no tradicionales que justifican el incremento de riesgo de desarrollar una ECV prematura figuran el incremento de la resistencia periférica a la insulina y de los niveles de insulina circulante además de los factores tradicionales y el incremento de la actividad inflamatoria [12, 26, 29, 37, 41]. Al estudiar la asociación entre el metabolismo de la glucosa y los marcadores inflamatorios en pacientes con AR sin otros factores de riesgo metabólico en mujeres premenopáusicas se encontró que pese a los elevados niveles de interleucina (IL)-6 y el factor de necrosis tumoral (TNF)-alfa (marcadores directos de la actividad inflamatoria sistémica), los niveles de glucemia, insulina y péptido C respondieron de forma similar a la administración oral de glucosa al compararlos con controles sanos. Estos resultados contradicen la presunción de que la resistencia a la insulina está favorecida en pacientes con AR, sin embargo, un análisis secundario de este estudio discriminó a los usuarios de dosis bajas de glucocorticoides (<8.5 mg/día de prednisona) de quienes no recibían este tratamiento con los mismos resultados. La dosis baja de glucocorticoides no parece afectar al metabolismo de la glucosa en pacientes con AR. Considerando solo a pacientes sin otros factores de riesgo tradicionales y expuestos a dosis bajas de glucocorticoides no se ha identificado un incremento de la resistencia periférica a la insulina ni un aumento de la concentración de esta en sangre periférica [42]. En este grupo de pacientes, es más probable que otros procesos secundarios a la inflamación sistémica sean responsables del incremento de riesgo antes que los relacionados con el metabolismo de la glucosa.

La inflamación de los vasos estaría involucrada en el desarrollo de procesos de desestabilización de las lesiones ateroscleróticas y en la formación de aneurismas aórticos. La inflamación a nivel de las capas subintimales y perivasculares se ven con frecuencia en pacientes con ECV pero mucho más en aquellos con una enfermedad reumatológica autoinmune respecto del resto de pacientes. Es posible que esta inflamación sea causada por procesos infecciosos y/o por causas autoinmunes, conocimiento que por otro lado tendría implicaciones terapéuticas serias, y que justificaría el uso de ciertos moduladores de la inflamación subintimal (células T o B) por su potencial efecto protector contra el desarrollo de ECV [22].

En un estudio sobre lesiones coronarias detectadas por tomografía computarizada (TC), en el que se midió el índice de calcificación coronaria, se determinó que la presencia y magnitud de aterosclerosis coronaria se asoció a una mayor actividad inflamatoria de la AR y al número de articulaciones afectadas, así como otros factores como los niveles de colesterol total y colesterol LDL (LDL-C) y niveles menores de superóxido dismutasa [43].

La demanda y el metabolismo miocárdico de oxígeno medidos por medio de estudios de viabilidad subendocárdica se asocian inversamente con los niveles de los marcadores de actividad inflamatoria en pacientes con AR y con una mayor prevalencia de los FRCV clásicos [44].

La AR se encuentra fuertemente asociada con una remodelación ventricular concéntrica en pacientes sin insuficiencia cardiaca previamente documentada (OR 1.44, p<0.05). Esta asociación se mantiene significativa después de ajustar los resultados en función de la presencia de FRCV tradicionales [45].

Existen trabajos que asocian el RCV de la AR con otros problemas metabólicos como la osteoporosis postmenopáusica. En pacientes con AR, la aterosclerosis coronaria, valorada por TC de alta resolución, se asoció a una menor densidad mineral ósea en la cadera y la columna lumbar. A mayor osteoporosis se encontró mayor calcificación coronaria [46]. Estos resultados, sin embargo, no se sujetan a mecanismos de vinculación suficientemente plausibles como los que explican la asociación entre inflamación y daño vascular.

La participación de mecanismos inmunológicos en la formación de las lesiones ateroscleróticas se ha demostrado en modelos animales desde los 1980's [47]. Una de las primeras demostraciones fehacientes del impacto de los mecanismos inmunológicos en la aterogénesis se realizó al hiperinmunizar un modelo animal contra la lisina malondialdehído, un epítopo del LDL-C oxidado, molécula que se encuentra en las lesiones aterosclerótica. Los anticuerpos contra este epítopo se pueden determinar en la circulación de muchas especies animales. La hiperinmunización contra este epítopo generó niveles elevados del mismo anticuerpo y provocó una significativa reducción en el desarrollo de placas ateromatosas [48].

Múltiples estudios demuestran mecanismos que vinculan a los procesos autoinmunes sistémicos con la aparición de lesiones ateroscleróticas en pacientes con AR y, por tanto, al incremento del RCV. La transferencia de linfocitos reactivos a la β2-glicoproteina I en modelos murinos genera el desarrollo de aterosclerosis temprana en ratones deficientes de receptores LDL-C [49]. Otro fenómeno que ilustra la vinculación es la demostración de que la inmunización contra la proteína de choque térmico 65 (hsp65), una proteína considerada antigénica en el desarrollo de procesos inmunes en células musculares lisas y del endotelio, es capaz de generar aterosclerosis precoz [50]. Por otro lado, la hiperinmunización de conejos contra un homólogo malondialdehído de LDL (un epítopo de LDL oxidado) y la posterior generación de anticuerpos provoca una disminución significativa de la aterosclerosis en estos modelos animales [48].

Otros estados inflamatorios no relacionados con la autoinmunidad, como la sepsis, cursan con cifras de colesterol total, LDL-C y HDL-C menores a las de personas sanas, lo cual sugiere que los estados inflamatorios sistémicos tienen un efecto en la depleción de los niveles circulantes de este tipo de lípidos [51].

Podemos clasificar los mecanismos que incrementan el riesgo cardiovascular en la AR en dos grandes categorías: los procesos que afectan directamente al vaso y los procesos que modifican el metabolismo del colesterol [52-56].

Un caso particular es el de dos adipoquinas, la adiponectina y la leptina, proteínas que parecen estar involucradas con ambos procesos de forma simultánea. Es conocido que la AR influye en el impacto que tienen las adipoquinas en el riesgo cardiovascular. La concentración de adiponectina se asoció de forma independiente con un mejor perfil lipídico y menores cifras de triglicéridos en pacientes con AR respecto de pacientes sin AR. La leptina no demostró influencia independiente en estos factores en pacientes con o sin AR. Si bien la adiponectina demostró influencia sobre el perfil lipídico, ni esta, ni la leptina han demostrado relación con el índice íntima-media ni con el diagnóstico de aterosclerosis. En este sentido, se considera que la inhibición de estas dos proteínas no altera el riesgo cardiovascular en pacientes con AR [53]. Otra adipoquina de interés es la resistina, una enzima que participa en el secuestro, migración y activación de células inflamatorias en el tejido sinovial y al mismo tiempo es responsable de la regulación positiva de la producción de citoquinas. Estudios recientes han demostrado la existencia de esta enzima fuera de la sinovia, en la circulación general. Ello sugiere que su papel a nivel sinovial podría repercutir a nivel vascular favoreciendo la formación de la placa aterosclerótica [56]. En la misma línea de actividad dual tanto a nivel sinovial como endotelial, está otra adipoquina, la chemerina, que actúa como un quimioatrayente de macrófagos y células dendríticas con capacidad adicional para promover su adhesión a proteínas extracelulares y activar sinoviocitos con actividad similar a la de los fibroblastos, por lo que se le considera parte importante de la patogénesis de la AR. La chemerina se considera una adipoquina relacionada con el estado inflamatorio de las células endoteliales y, por este motivo, se le relaciona con la morbilidad cardiovascular asociada con la AR [57].

La cuantía del colesterol HDL (HDL-C) y de la proporción de este respecto del colesterol total es un conocido factor protector contra el desarrollo de eventos cardiovasculares, cuya síntesis se ve reducida en pacientes con AR [58-59]. La reducción en la capacidad de síntesis de HDL-C es un mecanismo adicional responsable del incremento del riesgo cardiovascular tanto en pacientes con AR como en pacientes con LES [59]. Este es el caso de la proteína transportadora del ester de colesteril, responsable de la transferencia reversa del colesterol hacia la sangre desde los depósitos vasculares. En pacientes con AR se ha demostrado que la actividad de esta proteína está inhibida en tanto se encuentran en tratamiento con glucocorticoides [60].

En el campo de la genética se han identificado mutaciones puntuales capaces de afectar el metabolismo lipídico, como lo que ocurre sobre la LDL-C que es susceptible de modularse por polimorfismos de un único nucleótido. En un estudio con 302 pacientes con AR y 1636 controles sanos se realizó una comparación entre los distintos polimorfismos de un único nucleótido del LDL-C y se correlacionó dicha modulación con el daño estructural. Asimismo, el número de alelos afectados (definido como puntaje de genotipo) fue comparado en término de los mismos *endpoints*. Los polimorfismos rs688 y rs4420638 fueron más prevalentes en pacientes con AR que en controles. En aquellos pacientes con AR que llevaban un peor puntaje de genotipo (>3 alelos afectados por un polimorfismo de un único nucleótido) las medidas de actividad de la enfermedad, los niveles séricos de adipoquina y la severidad radiológica de la enfermedad fueron mayores. Estos resultados sustentan que la modulación del LDL-C influencian la severidad y actividad de la AR [61]. Otro polimorfismo, el del gen CD40 rs1883832, se ha relacionado con una mayor susceptibilidad a la AR y la variante CD40 rs1535045 podría tener una influencia en el desarrollo de aterosclerosis en pacientes con AR [62]. Otro polimorfismo de interés es el de la metiltetrahidrofolato reductasa que en la población general se asocia a un incremento del RCV. Sin embargo, en sujetos con AR, la asociación del RCV y dicho polimorfismo no se ha demostrado [16].

En cuanto a los factores que afectan a la pared del vaso, destaca la actividad de las quimioquinas, una familia de proteínas de bajo peso molecular con un rol esencial en el tráfico de los leucocitos durante la inflamación y la propia homeostasis. La infiltración de leucocitos en el tejido vascular durante los procesos inflamatorios está condicionada en gran parte por una excesiva producción de quimioquinas. Concretamente, existen 10 receptores distintos para las quimioquinas (CCR1-10) y de su inhibición parcial o completa podrían derivar tratamientos orientados a controlar el incremento del RCV en pacientes con procesos inflamatorios sistémicos como la AR [55]. Las quimioquinas no tienen ningún rol demostrado a nivel del metabolismo lipídico por lo que se les puede considerar un factor fundamentalmente relacionado con la actividad inflamatoria en la pared de los vasos. Otro evento relacionado con el daño vascular sin tener actividad sobre el metabolismo lipídico es el que depende de los depósitos inmunes a nivel endotelial. Estos depósitos tienen un rol fundamental en la aterosclerosis y aterotrombosis, ambos fenómenos esenciales para el desarrollo de ECV. Estudios recientes demuestran que anticuerpos IgG contra la apolipoproteína A-1 (ApoA-1) se encuentra elevada en muchas enfermedades asociadas con un incremento del riesgo cardiovascular como el LES, AR, entre otros. Los anticuerpos anti apoA-1 del tipo IgG tienen un rol potencial como mediadores activos de la aterogénesis y se pueden considerar biomarcadores pronósticos y diagnósticos del RCV [54]. Por otro lado, la presencia de grandes cantidades de macrófagos y linfocitos T en las lesiones ateromatosas sugiere que la respuesta inmune celular tiene también un papel relevante en el desarrollo de la lesión vascular. Los antígenos considerados potenciales agentes desencadenantes son lipoproteínas oxidadas, proteínas de choque térmico y microorganismos. En un estudio realizado en especímenes obtenidos de endarterectomías por medio de inmunohistoquímica y transcripción reversa de la reacción en cadena de la polimerasa se encontraron grandes medidas de citoquinas proinflamatorias de células T; IL-2 en 50% de las placas e interferón-7 en 30%. Otras interleucinas como la IL-4 e IL-5 se presentaron en 10% de las placas. Esto demuestra que la arterosclerosis es predominantemente dependiente de una respuesta de células T tipo Th1 [63].

La pentraxina 3 (PTX3) es una proteína que pertenece a la familia de las pentraxinas que además incluye a la PCR. La PTX3 es producida por múltiples tejidos infiltrados por células inflamatorias. La PTX3 se considera un marcador asociado a la inflamación local vascular en tanto su concentración es muy baja en aquellas arterias altamente resistentes a la aterosclerosis. Teniendo en cuenta que se ha demostrado mayor grado de fibrosis vascular en los especímenes de la adventicia aórtica y de la arteria torácica interna de pacientes con AR frente a pacientes sin AR y que ello se ha asociado a un incremento de la actividad inflamatoria celular, se ha teorizado que la pentraxina 3 jugaría un papel modulador de la inflamación local y, por tanto, constituiría una diana terapéutica [52].

Se ha demostrado que pacientes con AR presentan niveles altos de mieloperoxidasa (MPO) y HDL oxidado, y también que la oxidación del HDL está relacionada con la MPO en tanto se han identificado MPO-3-cloretiltirosina específica y 3-nitrotirosina específica contenida en el HDL. Los pacientes con AR, además, presentan este fenómeno oxidativo de HDL mediado por MPO en regiones específicas de la ApoA-1 tanto en pacientes con ECV como aquellos que no la presentan [64].

Los distintos genotipos de apolipoproteína E (ApoE) se asocian con la ECV y con los niveles de los componentes de perfil lipídico [8, 51, 58, 65, 66]. La presencia y proporción de distintos genotipos de ApoE es similar en pacientes con AR respecto de la población general, por lo que se entiende que no tiene relación con la susceptibilidad a la enfermedad. Por otro lado, se ha demostrado que ciertos genotipos de ApoE están relacionados con incrementos cifras de colesterol total y LDL en pacientes con AR independientemente de la actividad inflamatoria de la enfermedad y de la presencia de daño estructural

[65]. En línea con estas observaciones, los agentes que suprimen la inflamación, fármacos antirreumáticos modificadores de la enfermedad (FAMEs) o terapias biológicas, producen una elevación en los niveles de estos lípidos en pacientes con AR aunque en distinta medida dependiendo de su modo de acción. Esto contrasta con el hecho de que los pacientes con AR presentan un elevado RCV comparado con quienes no tienen la enfermedad, aún en presencia de niveles bajos de estos componentes del perfil lipídico [51]. La explicación más probable ante esta aparente contradicción puede encontrarse en el momento en el que se realizan las observaciones analíticas, los factores de riesgo tradicionales y el desconocimiento de muchos otros procesos inflamatorios sistémicos que vinculan la enfermedad con el daño vascular.

Recomendaciones

- *Se debe ejercer un estricto control de la inflamación en pacientes con AR en términos de número de articulaciones clínicamente afectadas y cifras de los marcadores de actividad inflamatoria. GDR B NDE 2B.*
- *Se debe evitar el uso de dosis de prednisona superiores a 8.5mg/día. Por encima de esta dosis es recomendable realizar seguimientos de glucemia basal para detectar el desarrollo de resistencia periférica a la insulina. GDR B NDE 2B.*
- *Dentro del seguimiento de pacientes con AR se debe llevar un seguimiento del perfil lipídico así como otros FRCV tradicionales. GDR B NDE 2B.*
- *Otras determinaciones analíticas que pueden ser de interés en la valoración del RCV en pacientes con AR son ApoE, PTX3 y ApoA1. A diferencia de las anteriores medidas, la aplicación en la práctica clínica de estas determinaciones aún no ha sido estudiada. GDR C NDE 2B.*

Tratamiento

Con respecto al RCV, ¿Qué consideraciones se deben tener presentes al momento de elegir un esquema de tratamiento en pacientes con AR?

Es razonable suponer que el control de la inflamación tendría un efecto en la reducción del RCV en pacientes con AR o cualquier otra enfermedad reumatológica autoinmune y, por tanto, los tratamientos antiinflamatorios, los FAMEs y los tratamientos biológicos jugarían un papel muy importante en dicho control. Sin embargo, sus beneficios no están todavía suficientemente demostrados debido, entre otras cosas, a la gran dificultad que existe para aislar los efectos individuales de cada acción terapéutica en particular [67].

Con la finalidad de analizar sus efectos en el RCV, podemos estratificar el efecto de los tratamientos de la AR en cuatro niveles: antiinflamatorios no esteroideos (AINEs), glucocorticoides, FAMEs y terapias biológicas.

Antiinflamatorios no esteroideos

Los AINEs son tratamientos de uso muy habitual entre pacientes con AR. El rol que juega el uso de AINEs en el desarrollo de ECV en pacientes con AR no está suficientemente claro. Sin embargo, se estima que su papel sea fundamentalmente incrementando el riesgo de trombosis antes que el de aterosclerosis [23].

La inhibición de la función plaquetaria ejercida por el ácido acetilsalicílico (AAS) debido a la inhibición irreversible de la ciclooxigenasa (COX)-1 plaquetaria se produce fundamentalmente con dosis de 75-325 mg/día. Sin embargo, en más del 95% de pacientes tratados, el efecto antiplaquetario de la aspirina y la reducción del RCV es menos evidente en el escenario clínico. Una de las razones para esta disminución del impacto antiagregante del AAS puede radicar en la interacción que tiene con otros AINEs, particularmente el ibuprofeno y el metamizol, pero que no se ha demostrado con el diclofenaco y el paracetamol. La repercusión en pacientes con AR radica en que quienes ya tienen uno o más FRCV pueden encontrarse recibiendo dosis antiagregantes de AAS y que su situación inflamatoria puede demandar el uso de un AINE. La elección correcta de este puede condicionar un incremento adicional del RCV [25].

En un metaanálisis realizado con estudios clínicos publicados entre 1990 y 2010 sobre eventos cardiovasculares en relación con el uso de AINEs mostró un riesgo relativo (RR) de 1.30 (CI 95%: 1.20-1.41, p<0.05) para infarto miocárdico (IM) no fatal y ningún efecto sobre el riesgo de IM fatal. El incremento de riesgo para IM no fatal fue un 25% mayor que para IM fatal. Sin embargo, analizando solamente los estudios con pacientes que previamente habían tenido un IM, dicho incremento fue de 58% [23].

Una revisión retrospectiva de eventos adversos en un registro danés de más de 17000 pacientes con AR y alrededor de 70000 controles demostró un modesto incremento del RCV asociado al uso de AINEs en pacientes con AR comparado con el incremento del RCV en sujetos sin AR. En el análisis individualizado por fármacos, rofecoxib y diclofenaco se asociaron a un riesgo incrementado de RCV en pacientes con AR (HR 1.57, IC 1.16 – 2.12 y 1.35, IC 1.11-1.64 respectivamente; p<0.05). No se identificó un incremento de riesgo con otros AINEs en pacientes con AR. Estos hallazgos avalan el uso de AINEs en pacientes con AR en función de sus necesidades teniendo presente la individualización del riesgo antes que la posibilidad de efectos cardiovasculares mayores a nivel general [68].

La enzima COX es responsable de la formación local de prostaglandinas responsables de producir inflamación y dolor. Los AINEs clásicos inhiben la enzima COX-2 que produce prostaglandinas inflamatorias y al mismo tiempo inhiben la enzima COX-1 responsable de la producción de moco protector del estómago.

Los denominados *coxibs* son una variedad de AINEs que inhiben selectivamente la enzima COX-2. A nivel endotelial la enzima COX-2 es responsable de la producción de prostaglandinas antitrombóticas por lo que tanto los AINEs clásicos como los *coxibs* son fármacos potencialmente aterotrombóticos. No obstante, la inhibición de la COX-1 que es responsable de la producción de tromboxano proagregante reduce el riesgo atribuible a los AINEs clásicos respecto de los *coxibs*. Entre los *coxibs* que están disponibles en la actualidad, el etoricoxib se considera el que genera mayor RCV y el celecoxib el que menos [69].

En un metaanálisis de 9 ensayos clínicos con *coxibs*, en pacientes no seleccionados, el riesgo relativo de desarrollar un IM no fatal fue de 1.61 (CI 95%: 1.04-2.50) y 0.86 (CI 95%: 0.51-1.47) para IM fatal (p<0.01) [23].

La revisión sistemática más amplia que ha medido el incremento de RCV está constituida por una serie de más de 2.7 millones de exposiciones a AINEs en sujetos no seleccionados. Este trabajo identificó que el AINE que se asoció al menor incremento de RCV es el naproxeno, RR 1.75 (CI 95%: 1.16-2.64), p<0.05 [70].

El AAS es un potente inhibidor de la COX-1, una enzima responsable de la producción de tromboxano protrombótico. Sin embargo, es nefrotóxico y puede producir retención hidrosalina con consecuente incremento de las cifras de tensión arterial [69].

Los pacientes con mayor riesgo de padecer eventos cardiovasculares producidos por AINEs o analgésicos son los ancianos y aquellos diagnosticados de insuficiencia cardiaca, AR, insuficiencia renal crónica, enfermedad pulmonar obstructiva crónica e IM previo [69].

Fármacos antirreumáticos modificadores de enfermedad

Se ha comprobado que tras 12 meses de uso de FAMEs en pacientes con AR de inicio reciente, se produce un incremento de los niveles de HDL-C el cual se ha atribuido fundamentalmente al incremento de la concentración sérica de HDL-C tipo 2 [71].

El uso de metotrexato (MTX) se considera un factor protector para el desarrollo de eventos cardiovasculares [16].

Los niveles de colesterol total y de HDL-C se incrementan discretamente a las 24 semanas del inicio de MTX y etanercept, la terapia combinada de MTX, sulfasalazina e hidroxicloroquina y la terapia de escalada rápida de MTX [72].

El efecto cardioprotector de MTX en la AR no parece demostrarse en la psoriasis ni en la APso. Sin embargo, existen datos epidemiológicos preliminares que sustentarían que las terapias anti-TNF sí podrían tener cierto efecto en el control de los FRCV en pacientes con AR y APso [73].

Glucocorticoides

Los glucocorticoides inducen a la retención de líquidos contribuyendo al incremento de cifras de tensión arterial [69].

En un estudio de cohortes de una muestra de más de 8300 pacientes con AR con un seguimiento de más de 50200 personas-año para valorar el impacto del uso de glucocorticoides en el desarrollo de un IM, se demostró que el uso de estos fármacos incrementa el riesgo de esta medida de desenlace. En general, el uso de glucocorticoides se asoció a un 68% de incremento de riesgo de IM. Mediante un modelo multivariado se determinó que la dosis administrada de glucocorticoides incrementa el riesgo un 24% por cada 5mg de PDN/día, 29% por cada año y 10% por cada gramo acumulado por año [74].

Terapia biológica

La terapia biológica anti-TNF alfa y los bloqueantes de la IL-6 y la IL-1 en tanto son tratamientos cuya eficacia en el manejo de la AR está suficientemente demostrada, tendrían un efecto en el control del RCV en tanto reducen el componente inflamatorio sistémico de la enfermedad [38].

En un estudio prospectivo observacional se determinó que el uso de adalimumab en pacientes con AR consiguió una reducción significativa de los niveles de chemerina que, a su vez, se asoció a una reducción de los parámetros de actividad de la enfermedad y de los mediadores inflamatorios como la IL-6 [57].

Tras 14 semanas de tratamiento con golimumab y MTX, las cifras de colesterol total, HDL-C y LDL-C se incrementaron en comparación con pacientes con AR que recibieron solamente MTX. En la semana 24 de tratamiento, las cifras de colesterol total y LDL-C se incrementaron en ambos grupos. Sin embargo, los marcadores inflamatorios de RCV (PCR ultrasensible, fibrinógeno, IL-6 e IL-8 se redujeron en el grupo de terapia combinada respecto del de MTX en monoterapia [75].

En pacientes con AR que recibieron rituximab tras un fracaso primario a anti-TNFs, se observó un incremento significativo del flujo mediado por vasodilatación en la arteria braquial y una tendencia a la reducción del grosor íntima-media en dicha arteria [76].

Existen actualmente datos preliminares que indican que el tratamiento de 6 meses con tocilizumab reduce la inflamación, así como los niveles de células

CD4+/CD28- relacionadas con la aterosclerosis en pacientes que han alcanzado un DAS28 <2.6. Estos efectos no parecen ser significativos cuando el DAS28 alcanzado supera esta cifra [77].

El uso de terapias biológicas anti-TNF en AR se ha asociado al desarrollo de insuficiencia cardiaca en una proporción pequeña, por lo que está contraindicado en pacientes con insuficiencia cardiaca y una clasificación funcional NYHA III-IV [78].

El infliximab reduce el gasto cardiaco debido a una reducción en la precarga. Este fenómeno ha sido observado en pacientes con AR y sin ECV conocida. Pese a ello produce un incremento de las cifras de tensión arterial, probablemente en relación con un aumento de la resistencia vascular periférica [79].

Se ha demostrado *in vitro* en células endoteliales aórticas humanas que el certolizumab pegol, un tratamiento biológico anti-TNF reduce la expresión de moléculas de adhesión, reduce la translocación nuclear a través de la vía NF-κB (considerada una vía fundamental en la respuesta frente al estrés generado entre otras cosas por procesos inflamatorios) y disminuye la producción de micropartículas por las células endoteliales [80]. Dado que su uso en pacientes con AR está aprobado, podría ser una terapia a considerar cuando el control del RCV pasa a ser una prioridad en estos pacientes.

Otros

La deficiencia de vitamina D en AR puede afectar la respuesta Th17, responsable de la diferenciación de células T y la función microvascular. Manteniendo niveles normales de vitamina D podría proteger contra la inflamación mediada por IL-17 y la disfunción vascular de AR [81].

Se ha demostrado que la administración de simvastatina a dosis de 20 mg/día tiene un efecto antiinflamatorio sistémico discreto y un buen perfil de seguridad en pacientes con AR. El mayor impacto se produjo en la mejoría del perfil lipídico a expensas del colesterol total y del LDL-C. Sin embargo, los pacientes que recibieron simvastatina a dicha dosis tuvieron mejores puntuaciones en múltiples escalas clínicas de seguimiento de la AR que los pacientes con AR que no la recibieron [82].

El paracetamol es un potencial inductor de hipertensión arterial, especialmente, en aquellos preparados que contienen sales de sodio [69].

El carvedilol es un antagonista adrenérgico que se viene utilizando en el manejo de múltiples desórdenes cardiovasculares. Tiene propiedades antioxidantes y antiinflamatorias, por lo que su potencial protector sobre el RCV en la AR sería de interés. Por lo menos en un modelo animal murino, el carvedilol ha demostrado efectiva supresión de la inflamación inducida en la artritis al mismo nivel que el diclofenaco. La migración leucocitaria y la permeabilidad tisular también disminuyen tras la administración de carvedilol [83].

El tratamiento con fenofibrato se asocia con menores niveles de marcadores inflamatorios en AR, así como un mejor perfil lipídico [84].

El incremento de riesgo de desarrollar una TVP o un EP en pacientes con AR debe alertar a los clínicos al momento de decidir medidas profilácticas durante la hospitalización e incluso en otras circunstancias de movilidad limitada [11].

La valoración del perfil lipídico en función de cifras absolutas de LDL-C y HDL-C no es suficiente para la estimación del RCV en cualquier individuo [5, 58]. Existen estudios en los que se observa que en pacientes con AR, los niveles de LDL-C pueden incluso ser menores que los que presentan sus pares del mismo sexo y edad sin la enfermedad. Sin embargo, los índices LDL-C/HDL-C y coleste-rol total/HDL-C fueron significativamente mayores. Estas discrepancias pueden estar en relación con el momento en el que se hace la determinación (al diag-nóstico, durante el seguimiento, entre otros). Sin embargo, las cifras absolutas del HDL-C son menores en pacientes con AR, aunque significativamente más altos en mujeres que en hombres [85]. El uso del índice HDL-C/colesterol total como indicador de RCV en pacientes con AR parece ser una medida apropiada dado que este parámetro lipídico cambia en paralelo con la inflamación y con la supresión de la inflamación. El valor de otros marcadores inflamatorios clásicos o el de otros componentes del perfil lipídico no parecen equiparar la utilidad de este índice [51].

El grupo europeo SCORE-Project ha elaborado una escala de estratificación para predecir el riesgo de desarrollar un evento cardiovascular fatal a diez años, aplicable a poblaciones de países desarrollados [86]. Se considera que un riesgo superior a 5% es suficiente para considerar el manejo a nivel de prevención primaria. Al aplicar esta puntuación a pacientes con distintas enfermedades in-flamatorias articulares, sólo un 36% se encuentra en un grupo de estratificación menor al 5% de riesgo. La respuesta terapéutica al tratamiento con hipolipe-miantes fue exitosa en el 92% de pacientes con AR utilizando atorvastatina, simvastatina, rosuvastatina o pravastatina [66].

Los trabajos que sustentan el uso de inhibidores de la enzima convertidora de angiotensina o de bloqueantes de receptores beta han sido limitados dentro del período de búsqueda. En ese sentido, no se puede añadir nada adicional a la evidencia recopilada por EULAR y las recomendaciones que a ese respecto ha emitido en 2010 [5].

Recomendaciones

- *En pacientes usuarios de AAS con propósito antiagregante, se debe considerar el riesgo y beneficio del uso de ibuprofeno o metamizol ya que estos tratamientos pueden condicionar una disminución del efecto profiláctico antiagregante. GDR B NDE 2B.*
- *El uso de AINEs en pacientes con un IM previo puede incrementar significativamente el riesgo de desarrollar un nuevo episodio cardiovascular mayor por lo que es recomendable evitarlos o minimizar su uso. Otros diagnósticos que deben ser tenidos en cuenta al momento de indicar AINEs son: insuficiencia renal, EPOC e insuficiencia cardiaca. De igual forma, se debe considerar el riesgo/beneficio del uso de AINEs en ancianos. GDR B NDE 2B.*
- *En pacientes con AR es recomendable evitar el uso de diclofenaco y rofecoxib por haber demostrado, aunque modestamente, incrementar el RCV. GDR B NDE 2B.*
- *Es razonable el uso de naproxeno como AINE de elección en pacientes con AR considerando que se trata del AINE asociado al más bajo incremento de RCV en pacientes no seleccionados. GDR B NDE 2B.*
- *Es recomendable el uso de metotrexato en monoterapia o en terapia combinada con otros FAMEs o con terapias anti-TNF por su capacidad de actuar como reductor del RCV en pacientes con AR. GDR B NDE 3.*
- *El tratamiento con glucocorticoides debe mantenerse en las dosis efectivas más bajas posibles, teniendo presente que su asociación con el incremento del RCV ha sido identificado a partir de los 5 mg de prednisona/día. GDR 2 NDE 2B.*
- *En términos generales, se ha documentado una disminución del RCV en pacientes con AR tratados con terapia biológica anti-TNF. El uso de anti-TNF, sin embargo, debe limitarse en pacientes con insuficiencia cardiaca, dado que puede empeorar su clínica. GDR B, NDE 3.*

- *Es razonable indicar el uso de estatinas en pacientes con AR que cumplen con criterios de indicación en tanto que se ha identificado una reducción de su RCV. GDR B, NDE 3.*

Técnicas complementarias

¿Qué herramientas pueden ser utilizadas para el estudio del RCV en pacientes con AR?

El engrosamiento de la capa íntima-media, las velocidades de flujo, la dilatación mediada por flujo, los marcadores de aterosclerosis subclínica, la valoración del tono vascular y la función endotelial son pruebas que se vienen utilizando para detectar disfunción endotelial en un amplio espectro de enfermedades autoinmunes [67].

La ecografía Doppler vascular y en particular la medición del grosor íntima-media y la detección de placas son de utilidad en la valoración de ECV en pacientes con AR comparada con la determinación de la puntuación mSCORE (Evaluación Sistemática del Riesgo Coronario modificado). Para este estudio se consideró riesgo alto al correspondiente a tener un puntaje de calcificación arterial coronaria (pCAC) >400, moderado alto a un pCAC entre 100 y 400, moderado bajo a un pCAC entre 1 y 100 y bajo a un pCAC de cero. Un grosor íntima-media superior a 0.9 mm y/o la presencia de placas ateromatosas en la arteria carótida se observó en el 13% de pacientes con un puntaje mSCORE bajo y en un 63% de aquellos con riesgo moderado [87]. Teniendo en cuenta que las alteraciones ecográficas utilizadas se consideran de alta gravedad, la valoración ecográfica parece ser más sensible que el puntaje de estratificación de riesgo [87].

La ecocardiografía transtorácica, transesofágica y la transtorácica 3D son técnicas que en distinta medida tienen la capacidad de valorar estructuralmente el corazón y aproximar su estado funcional a través de medidas directas e indirectas. Estas técnicas están suficientemente validadas para el estudio de la patología cardiovascular estructural pero la experiencia en la valoración del RCV en AR no es muy extensa en la actualidad [88].

La tomografía por emisión de positrones tiene una mejor capacidad de valoración de la perfusión miocárdica que la tomografía computarizada de emisión monofotónica y se ha demostrado que peores perfusiones se han asociado a mayores cifras de la PCR, VSG y de FR IgG en pacientes con AR [88]. La tomografía axial computarizada coronaria con contraste es la mejor técnica no invasiva para valorar el árbol coronario. No obstante, no disponemos de estudios que validen su uso en pacientes con AR [88].

La resonancia magnética cardiaca es la técnica de imagen más apropiada para distinguir la miocarditis inflamatoria de otras formas de miocarditis. Existen estudios que avalan una correlación entre los hallazgos de la imagen y la actividad de la enfermedad. En la actualidad y a la luz de los estudios existentes podría considerarse la prueba de imagen más útil en pacientes con AR [88].

Recomendaciones

- *Distintas técnicas de imagen han demostrado su capacidad para servir de medio de evaluación del RCV en pacientes con AR. Su utilidad comparativa aún no ha sido demostrada. Sin embargo, por su disponibilidad, parece razonable el uso de la determinación del índice íntima-media como prueba de elección tanto con fines diagnósticos como de seguimiento. GDR B NDE 2B.*

Referencias

1. Papagoras, C., Voulgari, PV., Drosos, AA. Atherosclerosis and cardiovascular disease in the spondyloarthritides, particularly ankylosing spondylitis and psoriatic arthritis. Clin Exp Rheumatol. 2013; 31 (4): 612-20.
2. Björnådal, L., Baecklund, E., Yin, L., Granath, F., Klareskog, L., Ekbom, A. Decreasing mortality in patients with rheumatoid arthritis: Results from a large population based cohort in Sweden, 1964-95. J Rheumatol. 2002; 29 (5): 906-12.
3. Aviña-Zubieta, JA., Choi, HK., Sadatsafavi, M., Etminan, M., Esdaile, JM., Lacaille, D. Risk of cardiovascular mortality in patients with rheumatoid arthritis: A meta-analysis of observational studies. Arthritis Rheum. 2008; 59 (12): 1690-7.
4. Gabriel, SE., Crowson, CS., Kremers, HM., Doran, MF., Turesson, C., O'Fallon, WM. et al. Survival in rheumatoid arthritis: A population-based analysis of trends over 40 years. Arthritis Rheum. 2003; 48 (1): 54-8.
5. Peters, MJL., Symmons, DPM., McCarey, D., Dijkmans, B., Nicola, P., Kvien, TK. et al. EULAR evidence-based recommendations for cardiovascular risk management in patients with rheumatoid arthritis and other forms of inflammatory arthritis. Ann Rheum Dis. 2010; 69 (2): 325-31.
6. Gossec, L., Salejan, F., Nataf, H., Nguyen, M., Gaud-Listrat, V., Hudry, C. et al. Challenges of cardiovascular risk assessment in the routine rheumatology outpatient setting: An observational study of 110 rheumatoid arthritis patients. Arthritis Care Res. 2013; 65 (5): 712-7.
7. Desai, SS., Myles, JD., Kaplan, MJ. Suboptimal cardiovascular risk factor identification and management in patients with rheumatoid arthritis: a cohort analysis. Arthritis Res Ther. 2012; 14 (6): R270.
8. Akkara Veetil, BM., Myasoedova, E., Matteson, EL., Gabriel, SE., Crowson, CS. Use of Lipid-lowering Agents in Rheumatoid Arthritis: A Population-based Cohort Study. J Rheumatol. 2013; 40 (7): 1082-8.
9. Harris, RP., Helfand, M., Woolf, SH., Lohr, KN., Mulrow, CD., Teutsch, SM. et al. Current methods of the US Preventive Services Task Force: A review of the process. Am J Prev Med. 2001; 20 (3 Suppl.): 21-35.
10. Meune, C., Touzé, E., Trinquart, L., Allanore, Y. Trends in cardiovascular mortality in patients with rheumatoid arthritis over 50 years: A systematic review and meta-analysis of cohort studies. Rheumatology 2009; 48 (10): 1309-13.
11. Choi, HK., Rho, Y-H., Zhu, Y., Cea-Soriano, L., Aviña-Zubieta, JA., Zhang, Y. The risk of pulmonary embolism and deep vein thrombosis in rheumatoid arthritis: A UK population-based outpatient cohort study. Ann Rheum Dis. 2013; 72 (7): 1182-7.

12. Deo, SS., Chogle, AR., Mistry, KJ., Shetty, RR., Nadkar, UL. Increased prevalence of subclinical atherosclerosis in rheumatoid arthritis patients of Indian descent. Exp Clin Cardiol. 2012; 17 (1): 20-5.

13. Gabriel, SE. Cardiovascular morbidity and mortality in rheumatoid arthritis. Am J Med. 2008; 121 (Suppl. 1): S9-14.

14. Khan, EAR., Stamp, LK., O'Donnell, JL., Chapman, PT. Cardiovascular morbidity in rheumatoid arthritis patients in North Canterbury, New Zealand 1999-2008. Int J Rheum Dis. 2013; 16 (1): 19-23.

15. Koivuniemi, R., Paimela, L., Suomalainen, R., Leirisalo-Repo, M. Cardiovascular diseases in patients with rheumatoid arthritis. Scand J Rheumatol. 2013; 42 (2): 131-5.

16. Davis, LA., Cannon, GW., Pointer, LF., Haverhals, LM., Wolff, RK., Mikuls, TR. et al. Cardiovascular Events Are Not Associated with MTHFR Polymorphisms, But Are Associated with Methotrexate Use and Traditional Risk Factors in US Veterans with Rheumatoid Arthritis. J Rheumatol. 2013; 40 (6): 809-17.

17. Maradit-Kremers, H., Crowson, CS., Nicola, PJ., Ballman, KV., Roger, VL., Jacobsen, SJ. et al. Increased unrecognized coronary heart disease and sudden deaths in rheumatoid arthritis: a population-based cohort study. Arthritis Rheum. 2005; 52 (2): 402-11.

18. Cojocaru, M., Cojocaru, IM., Silosi, I., Vrabie, CD. Metabolic syndrome in rheumatoid arthritis. Mædica 2012; 7 (2): 148-52.

19. Rostom, S., Mengat, M., Lahlou, R., Hari, A., Bahiri, R., Hajjaj-Hassouni, N. Metabolic syndrome in rheumatoid arthritis: Case control study. BMC Musculoskelet Disord. 2013; 14: 147.

20. Lee, S-G., Kim, J-M., Lee, S-H., Kim, K-H., Kim, J-H., Yi, J-W. et al. Is the frequency of metabolic syndrome higher in South Korean women with rheumatoid arthritis than in healthy subjects? Korean J Intern Med. 2013; 28 (2): 206-15.

21. Kim, SC., Schneeweiss, S., Liu, J., Solomon, DH. Risk of venous thromboembolism in patients with rheumatoid arthritis. Arthritis Care Res. 2013; 65 (10): 1600-7.

22. Hollan, I., Meroni, PL., Ahearn, JM., Cohen Tervaert, JW., Curran, S., Goodyear, CS. et al. Cardiovascular disease in autoimmune rheumatic diseases. Autoimmun Rev. 2013; 12 (10): 1004-15.

23. García Rodríguez, LA., González-Pérez, A., Bueno, H., Hwa, J. NSAID use selectively increases the risk of non-fatal myocardial infarction: A systematic review of randomised trials and observational studies. PloS One 2011; 6 (2): e16780.

24. Libby, P., Ridker, PM., Hansson, GK. Progress and challenges in translating the biology of atherosclerosis. Nature 2011; 473 (7347): 317-25.

25. Hohlfeld, T., Saxena, A., Schrör, K. High on treatment platelet reactivity against aspirin by non-steroidal anti-inflammatory drugs--pharmacological mechanisms and clinical relevance. Thromb Haemost. 2013; 109 (5): 825-33.

26. Peters, MJL., van Halm, VP., Voskuyl, AE., Smulders, YM., Boers, M., Lems, WF. et al. Does rheumatoid arthritis equal diabetes mellitus as an independent risk factor for cardiovascular disease? A prospective study. Arthritis Rheum. 2009; 61 (11): 1571-9.

27. Toutouzas, K., Sfikakis, PP., Karanasos, A., Aggeli, C., Felekos, I., Kitas, G. et al. Myocardial ischaemia without obstructive coronary artery disease in rheumatoid arthritis: Hypothesis-generating insights from a cross-sectional study. Rheumatol Oxf Engl. 2013; 52 (1): 76-80.

28. Frostegård, J. Atherosclerosis and cardiovascular disease in rheumatoid arthritis. J Rheumatol. 2012; 39 (12): 2233-4.

29. Ong, KL., Wu, BJ., Cheung, BMY., Barter, PJ., Rye, K-A. Arthritis: Its prevalence, risk factors, and association with cardiovascular diseases in the United States, 1999 to 2008. Ann Epidemiol. 2013; 23 (2): 80-6.

30. Tiippana-Kinnunen, T., Kautiainen, H., Paimela, L., Leirisalo-Repo, M. Co-morbidities in Finnish patients with rheumatoid arthritis: 15-year follow-up. Scand J Rheumatol. 2013; 42 (6): 451-6.

31. Kerola, AM., Kerola, T., Kauppi, MJ., Kautiainen, H., Virta, LJ., Puolakka, K. et al. Cardiovascular comorbidities antedating the diagnosis of rheumatoid arthritis. Ann Rheum Dis. 2013; 72 (11): 1826-9.

32. Cambridge, G., Acharya, J., Cooper, JA., Edwards, JC., Humphries, SE. Antibodies to citrullinated peptides and risk of coronary heart disease. Atherosclerosis 2013; 228 (1): 243-6.

33. Sarmiento-Monroy, JC., Amaya-Amaya, J., Espinosa-Serna, JS., Herrera-Díaz, C., Anaya, J-M., Rojas-Villarraga, A. Cardiovascular disease in rheumatoid arthritis: a systematic literature review in Latin America. Arthritis 2012; 2012: 371909.

34. Mohammad, A., Lohan, D., Bergin, D., Mooney, S., Newell, J., Donnell, MO. et al. The Prevalence of Aortic Calcification on Vertebral Fracture Assessment Imaging Among Patients with Rheumatoid Arthritis. J Clin Densitom Off J Int Soc Clin Densitom. 2013; 10 (12): 72-77.

35. Kim, SC., Liu, J., Solomon, DH. The risk of atrial fibrillation in patients with rheumatoid arthritis. Ann Rheum Dis. 2013.

36. Vassileva, CM., Kwedar, K., Boley, T., Markwell, S., Hazelrigg, S. Mitral valve procedure selection and outcomes in patients with rheumatoid arthritis. J Heart Valve Dis. 2013; 22 (1): 14-9.

37. Amaya-Amaya, J., Sarmiento-Monroy, JC., Mantilla, R-D., Pineda-Tamayo, R., Rojas-Villarraga, A., Anaya, J-M. Novel risk factors for cardiovascular disease in rheumatoid arthritis. Immunol Res. 2013; 56 (2-3): 267-86.

38. Roubille, C., Martel-Pelletier, J., Haraoui, B., Tardif, J-C., Pelletier, J-P. Biologics and the cardiovascular system: a double-edged sword. Anti-Inflamm Anti-Allergy Agents Med Chem. 2013; 12 (1): 68-82.

39. Paillot, R., Darby, AC., Robinson, C., Wright, NL., Steward, KF., Anderson, E. et al. Identification of three novel superantigen-encoding genes in Streptococcus equi subsp. zooepidemicus, szeF, szeN, and szeP. Infect Immun. 2010; 78 (11): 4817-27.

40. Bertsias, GK., Ioannidis, JPA., Aringer, M., Bollen, E., Bombardieri, S., Bruce, IN. et al. EULAR recommendations for the management of systemic lupus erythematosus with neuropsychiatric manifestations: Report of a task force of the EULAR standing committee for clinical affairs. Ann Rheum Dis. 2010; 69 (12): 2074-82.

41. Dimitroulas, T., Sandoo, A., Veldhuijzen van Zanten, JJJCS., Smith, JP., Hodson, J., Metsios, GS. et al. Predictors of asymmetric dimethylarginine levels in patients with rheumatoid arthritis: The role of insulin resistance. Scand J Rheumatol. 2013; 42 (3): 176-81.

42. Penesová, A., Rádiková, Z., Vlček, M., Kerlik, J., Lukáč, J., Rovenský, J. et al. Chronic inflammation and low-dose glucocorticoid effects on glucose metabolism in premenopausal females with rheumatoid arthritis free of conventional metabolic risk factors. Physiol Res Acad Sci Bohemoslov. 2013; 62 (1): 75-83.

43. Sineglazova, AV. [The coronary arteries and the determinants of coronary atherosclerosis in rheumatoid arthritis]. Vestn Rentgenol Radiol. 2012; (4): 10-4.

44. Sandoo, A., Protogerou, AD., Hodson, J., Smith, JP., Zampeli, E., Sfikakis, PP. et al. The role of inflammation, the autonomic nervous system and classical cardiovascular disease risk factors on subendocardial viability ratio in patients with RA: a cross-sectional and longitudinal study. Arthritis Res Ther. 2012; 14 (6): R258.

45. Myasoedova, E., Davis, JM. 3rd., Crowson, CS., Roger, VL., Karon, BL., Borgeson, DD. et al. Brief report: Rheumatoid arthritis is associated with left ventricular concentric remodeling: Results of a population-based cross-sectional study. Arthritis Rheum. 2013; 65 (7): 1713-8.

46. Sineglazova, AV. Coronary atherosclerosis and osteoporosis in rheumatoid arthritis. Vestn Rentgenol Radiol. 2013; (1): 25-8.

47. Witztum, JL., Steinbrecher, UP., Fisher, M., Kesaniemi, A. Nonenzymatic glucosylation of homologous low density lipoprotein and albumin renders them immunogenic in the guinea pig. Proc Natl Acad Sci. 1983; 80 (9): 2757-61.

48. Palinski, W., Miller, E., Witztum, JL. Immunization of low density lipoprotein (LDL) receptor-deficient rabbits with homologous malondialdehyde-modified LDL reduces atherogenesis. Proc Natl Acad Sci. 1995; 92 (3): 821-5.

49. George, J., Harats, D., Gilburd, B., Afek, A., Shaish, A., Kopolovic, J. et al. Adoptive Transfer of β2-Glycoprotein I–Reactive Lymphocytes Enhances Early Atherosclerosis in LDL Receptor–Deficient Mice. Circulation 2000; 102(15): 1822-7.

50. Xu, Q., Dietrich, H., Steiner, HJ., Gown, AM., Schoel, B., Mikuz, G. et al. Induction of arteriosclerosis in normocholesterolemic rabbits by immunization with heat shock protein 65. Arterioscler Thromb Vasc Biol. 1992; 12 (7): 789-99.

51. Robertson, J., Peters, MJ., McInnes, IB., Sattar, N. Changes in lipid levels with inflammation and therapy in RA: A maturing paradigm. Nat Rev Rheumatol. 2013; 9 (9): 513-23.

52. Hollan, I., Nebuloni, M., Bottazzi, B., Mikkelsen, K., Førre, OT., Almdahl, SM. et al. Pentraxin 3, a novel cardiovascular biomarker, is expressed in aortic specimens of patients with coronary artery disease with and without rheumatoid arthritis. Cardiovasc Pathol Off J Soc Cardiovasc Pathol. 2013; 22 (5): 324-31.

53. Dessein, PH., Norton, GR., Badenhorst, M., Woodiwiss, AJ., Solomon, A. Rheumatoid arthritis impacts on the independent relationships between circulating adiponectin concentrations and cardiovascular metabolic risk. Mediators Inflamm. 2013; 2013: 46189.

54. Teixeira, PC., Cutler, P., Vuilleumier, N. Autoantibodies to apolipoprotein A-1 in cardiovascular diseases: Current perspectives. Clin Dev Immunol. 2012; 2012: 868251.

55. White, GE., Iqbal, AJ., Greaves, DR. CC chemokine receptors and chronic inflammation--therapeutic opportunities and pharmacological challenges. Pharmacol Rev. 2013; 65 (1): 47-89.

56. Dessein, PH., Norton, GR., Woodiwiss, AJ., Solomon, A. Independent relationship between circulating resistin concentrations and endothelial activation in rheumatoid arthritis. Ann Rheum Dis. 2013; 72 (9): 1586-8.

57. Herenius, MMJ., Oliveira, ASF., Wijbrandts, CA., Gerlag, DM., Tak, PP., Lebre, MC. Anti-TNF therapy reduces serum levels of chemerin in rheumatoid arthritis: A new mechanism by which anti-TNF might reduce inflammation. PloS One. 2013; 8 (2): e57802.

58. Sattar, N. Lipid metabolism. Curr Opin Lipidol. 2013; 24 (1): 101-2.

59. Ronda, N., Favari, E., Borghi, MO., Ingegnoli, F., Gerosa, M., Chighizola, C. et al. Impaired serum cholesterol efflux capacity in rheumatoid arthritis and systemic lupus erythematosus. Ann Rheum Dis. 2013; 0: 1-7.

60. Ferraz-Amaro, I., González-Gay, MA., García-Dopico, JA., Díaz-González, F. Cholesteryl ester transfer protein in patients with rheumatoid arthritis. J Rheumatol. 2013; 40 (7): 1040-7.

61. Park, Y-J., Yoo, S-A., Choi, S., Yoo, H-S., Yoon, H-S., Cho, C-S. et al. Association of Polymorphisms Modulating Low-density Lipoprotein Cholesterol with Susceptibility, Severity, and Progression of Rheumatoid Arthritis. J Rheumatol. 2013; 40 (6): 798-808.

62. García-Bermúdez, M., González-Juanatey, C., López-Mejías, R., Teruel, M., Corrales, A., Miranda-Filloy, JA. et al. Study of association of CD40-CD154 gene polymorphisms with disease susceptibility and cardiovascular risk in Spanish rheumatoid arthritis patients. PloS One. 2012; 7 (11): e49214.

63. Frostegård, J., Ulfgren, AK., Nyberg, P., Hedin, U., Swedenborg, J., Andersson, U. et al. Cytokine expression in advanced human atherosclerotic plaques: Dominance of pro-inflammatory (Th1) and macrophage-stimulating cytokines. Atherosclerosis 1999; 145 (1): 33-43.

64. Vivekanandan-Giri, A., Slocum, JL., Byun, J., Tang, C., Sands, RL., Gillespie, BW. et al. High density lipoprotein is targeted for oxidation by myeloperoxidase in rheumatoid arthritis. Ann Rheum Dis. 2013; 72 (10): 1725-31.

65. Maehlen, MT., Provan, SA., de Rooy, DPC., van der Helm-van Mil, AHM., Krabben, A., Saxne, T. et al. Associations between APOE genotypes and disease susceptibility, joint damage and lipid levels in patients with rheumatoid arthritis. PloS One 2013; 8 (4): e60970.

66. Rollefstad, S., Kvien, TK., Holme, I., Eirheim, AS., Pedersen, TR., Semb, AGP. Treatment to lipid targets in patients with inflammatory joint diseases in a preventive cardio-rheuma clinic. Ann Rheum Dis. 2013; 72 (12): 1968-74.

67. Gkaliagkousi, E., Gavriilaki, E., Doumas, M., Petidis, K., Aslanidis, S., Stella, D. Cardiovascular risk in rheumatoid arthritis: Pathogenesis, diagnosis, and management. J Clin Rheumatol Pract Rep Rheum Musculoskelet Dis. 2012; 18 (8): 422-30.

68. Lindhardsen, J., Gislason, GH., Jacobsen, S., Ahlehoff, O., Olsen, A-MS., Madsen, OR. et al. Non-steroidal anti-inflammatory drugs and risk of cardiovascular disease in patients with rheumatoid arthritis: A nationwide cohort study. Ann Rheum Dis. 2013.

69. Ong, HT., Ong, LM., Tan, TE., Chean, KY. Cardiovascular effects of common analgesics. Med J Malaysia. 2013; 68 (2): 189-94.

70. McGettigan, P., Henry, D. Cardiovascular risk with non-steroidal anti-inflammatory drugs: Systematic review of population-based controlled observational studies. PLoS Med. 2011; 8 (9): e1001098.

71. Filippatos, TD., Derdemezis, CS., Voulgari, PV., Tsimihodimos, V., Elisaf, MS., Tselepis, AD. et al. Effects of 12 months of treatment with disease-modifying anti-rheumatic drugs on low and high density lipoprotein subclass distribution in patients with early rheumatoid arthritis: A pilot study. Scand J Rheumatol. 2013; 42 (3): 169-75.

72. Navarro-Millán, I., Charles-Schoeman, C., Yang, S., Bathon, JM., Bridges, SL. Jr., Chen, L. et al. Changes in lipoproteins associated with methotrexate or combination therapy in early rheumatoid arthritis: Results from the treatment of early rheumatoid arthritis trial. Arthritis Rheum. 2013; 65 (6): 1430-8.

73. Armstrong, AW., Brezinski, EA., Follansbee, MR., Armstrong, EJ. Effects of Biologic Agents and Other Disease-Modifying Antirheumatic Drugs on Cardiovascular Outcomes in Psoriasis and Psoriatic Arthritis: A Systematic Review. Curr Pharm Des. 2013.

74. Aviña-Zubieta, JA., Abrahamowicz, M., De Vera, MA., Choi, HK., Sayre, EC., Rahman, MM. et al. Immediate and past cumulative effects of oral glucocorticoids on the risk of acute myocardial infarction in rheumatoid arthritis: a population-based study. Rheumatol Oxf Engl. 2013; 52 (1): 68-75.

75. Kirkham, BW., Wasko, MC., Hsia, EC., Fleischmann, RM., Genovese, MC., Matteson, EL. et al. Effects of golimumab, an anti-tumour necrosis factor-α human monoclonal antibody, on lipids and markers of inflammation. Ann Rheum Dis. 2014; 73 (1): 161-9.

76. Benucci, M., Saviola, G., Manfredi, M., Sarzi-Puttini, P., Atzeni, F. Factors correlated with improvement of endothelial dysfunction during rituximab therapy in patients with rheumatoid arthritis. Biol Targets Ther. 2013; 7: 69-75.

77. Benucci, M., Manfredi, M., Saviola, G., Sarzi-Puttini, P., Atzeni, F. Changes in atherosclerosis markers during tocilizumab treatment in rheumatoid arthritis: preliminary results. Clin Exp Rheumatol. 2013; 31 (2): 322-3.

78. Sinagra, E., Perricone, G., Romano, C., Cottone, M. Heart failure and anti tumor necrosis factor-alpha in systemic chronic inflammatory diseases. Eur J Intern Med. 2013; 24 (5): 385-92.

79. Santos, RC., Figueiredo, VN., Martins, LC., de Haro Moraes, C., Quinaglia, T., Boer-Martins, L. et al. Infliximab reduces cardiac output in rheumatoid arthritis patients without heart failure. Rev Assoc Médica Bras. 2012; 58 (6): 698-702.

80. Heathfield, SK., Parker, B., Zeef, LAH., Bruce, IN., Alexander, MY. Certolizumab pegol attenuates the pro-inflammatory state in endothelial cells in a manner that is atheroprotective. Clin Exp Rheumatol. 2013; 31 (2): 225-33.

81. Ranganathan, P., Khalatbari, S., Yalavarthi, S., Marder, W., Brook, R., Kaplan, MJ. Vitamin D deficiency, interleukin 17, and vascular function in rheumatoid arthritis. J Rheumatol. 2013; 40 (9): 1529-34.

82. Cojocaru, L., Rusali, AC., Suța, C., Rădulescu, AM., Suța, M., Craiu, E. The role of simvastatin in the therapeutic approach of rheumatoid arthritis. Autoimmune Dis. 2013; 2013: 326258.

83. Arab, HH., El-Sawalhi, MM. Carvedilol alleviates adjuvant-induced arthritis and subcutaneous air pouch edema: Modulation of oxidative stress and inflammatory mediators. Toxicol Appl Pharmacol. 2013; 268 (2): 241-8.

84. Shirinsky, I., Polovnikova, O., Kalinovskaya, N., Shirinsky, V. The effects of fenofibrate on inflammation and cardiovascular markers in patients with active rheumatoid arthritis: A pilot study. Rheumatol Int. 2013; 33 (12): 3045-8.

85. Singh, HV., Shrivastava, AK., Raizada, A., Singh, SK., Pandey, A., Singh, N. et al. Atherogenic lipid profile and high sensitive C-reactive protein in patients with rheumatoid arthritis. Clin Biochem. 2013; 46 (12): 1007-12.

86. Conroy, RM., Pyörälä, K., Fitzgerald, AP., Sans, S., Menotti, A., De Backer, G. et al. Estimation of ten-year risk of fatal cardiovascular disease in Europe: the SCORE project. Eur Heart J. 2003; 24 (11): 987-1003.

87. Corrales, A., González-Juanatey, C., Peiró, ME., Blanco, R., Llorca, J., González-Gay, MA. Carotid ultrasound is useful for the cardiovascular risk stratification of patients with rheumatoid arthritis: Results of a population-based study. Ann Rheum Dis. 2013.

88. Mavrogeni, S., Dimitroulas, T., Sfikakis, PP., Kitas, GD. Heart involvement in rheumatoid arthritis: Multimodality imaging and the emerging role of cardiac magnetic resonance. Semin Arthritis Rheum. 2013; 43 (3): 314-24.

www.ingramcontent.com/pod-product-compliance
Lightning Source LLC
Chambersburg PA
CBHW052020280526
45793CB00005B/1055